AF470123

Dr Raoul BOURGUET

Externe des Hôpitaux de Marseille

De la

Mole Hydatiforme

Montpellier
Firmin & Montane
—
1922

DE LA

MOLE HYDATIFORME

PAR

Raoul BOURGUET

DOCTEUR EN MÉDECINE

EXTERNE DES HOPITAUX DE MARSEILLE

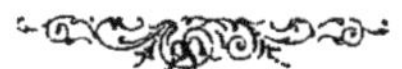

MONTPELLIER
IMPRIMERIE FIRMIN ET MONTANE
3, Rue Ferdinand-Fabre 3

1922

PERSONNEL DE LA FACULTÉ

Professeurs

Anatomie	MM. GILIS.
Histologie	VIALLETON.
	GRYNFELTT
	HEDON.
Physiologie	N...
Physique médicale	DERRIEN, *doyen.*
Chimie biologique et médicale.	GRANEL.
Botanique et histoire naturelle médicales.	MASSABUAU.
Anatomie pathologique	LISBONNE
Microbiologie	BOSC.
Pathologie et thérapeutique générales.	N...
Pathologie interne	VIRES.
Thérapeutique et matière médicale.	BERTIN-SANS (H.)
Hygiène	N...
Médecine légale et toxicologie.	DUCAMP.
Clinique médicale	VEDEL.
	TEDENAT.
Clinique chirurgicale	FORGUE. *assesseur*
Clinique obstétricale	VALLOIS.
Clinique des maladies mentales et nerveuses. . .	MAIRET.
Clinique ophtalmologique	TRUC.
Clinique des maladies des enfants.	N...
Clinique chirurgicale infantile et orthopédie. . .	ESTOR.
Clinique gynécologique	DE ROUVILLE.
Clinique d'oto-rhino-laryngologie	MOURET.
Clinique des maladies des voies urinaires.	JEANBRAU.

Honorariat

Doyens honoraires: MM. VIALLETON et MAIRET.

Professeurs honoraires : MM. E. BERTIN-SANS, RODET et IMBERT

Secrétaires honoraires: MM. GOT et IZARD

Chargés de Cours complémentaires

Anatomie.	GRYNFELTT.
Clinique propédeutique de chirurgie.	MM. RICHE.
Clinique propédeutique de médecine.	RIMBAUD.
Clinique des maladies des vieillards.	EUZIERE.
Clinique des maladies syphilitiques et cutanées.	MARGAROT
Médecine opératoire	SOUBEYRAN.
Pathologie chirurgicale	ETIENNE.
Accouchements	DELMAS (P.).
Pharmacologie	GALAVIELLE.
Matière médicale	CABANNES
Clinique des maladies des enfants.	LEENHARDT.
Stomatologie	Dr WATON.
Histologie.	D^r. GRANEL F.

Agrégés en exercice

Médecine . . .	MM. LEENHARDT. GAUSSEL. EUZIERE. RIMBAUD. MARGAROT.	Chirurgie.	MM. RICHE. ETIENNE. LAPEYRE.
Anatomie.	DELMAS (J.)	Accouchements. .	DELMAS (P.)
Chimie.	MESTREZAT	Histoire natur.	GALAVIELLE CABANNES
		Physique.	PECH.

Examinateurs de la thèse:

MM. FORGUE, profess., *Président.* | MM. RICHE, agrégé.
JEANBRAU, professeur. | DELMAS (P.), agrégé.

A LA MÉMOIRE DE MON GRAND'PÈRE

DOCTEUR EUGÈNE BOURGUET (d'Aix)

MEMBRE CORRESPONDANT DE LA SOCIÉTÉ DE CHIRURGIE

A LA MÉMOIRE DE MON PÈRE

DOCTEUR HENRI BOURGUET

*Dont l'exemple sera toujours présent
à ma mémoire.*

R. BOURGUET.

A MA MÈRE

A MON FRÈRE

A TOUS LES MIENS

A MES AMIS

R. BOURGUET.

A MONSIEUR LE DOCTEUR V. AUBERT

CHIRURGIEN DES HOPITAUX DE MARSEILLE

A MONSIEUR LE DOCTEUR C. ODDO

CORRESPONDANT NATIONAL DE L'ACADÉMIE DE MÉDECINE

PROFESSEUR DE CLINIQUE MÉDICALE A L'ÉCOLE DE MÉDECINE DE MARSEILLE

MÉDECIN DES HOPITAUX

A MONSIEUR LE DOCTEUR M. BRÉMOND

PROFESSEUR DE CLINIQUE OTO-RHINO-LARYNGOLOGIQUE

A L'ÉCOLE DE MÉDECINE DE MARSEILLE

CHIRURGIEN DES HOPITAUX

A TOUS MES MAITRES

DE L'ÉCOLE DE MÉDECINE ET DES HOPITAUX

DE MARSEILLE

R. BOURGUET.

MOLE HYDATIFORME

HISTORIQUE

Pour Hippocrate, Aristote et Galien, la môle était constituée par « une masse de chair, informe·et dure, qui s'engendre parfois dans la matrice des femmes au lieu d'un fœtus, par suite d'une conception imparfaite ».

A ces masses, les Latins donnèrent le nom de « molæ », parce que, disaient-ils, « elles ont en quelque sorte la forme et la dureté d'une meule ».

Après eux, les Arabes ont appliqué ce nom à toutes les tumeurs développées dans la cavité ou l'épaisseur des parois de l'utérus.

La confusion des idées attachées à ce mot, se perpétua fort longtemps dans les écrits des médecins qui vinrent ensuite, et fut l'origine de discussions interminables, surtout sur la question de savoir si une vierge peut engendrer une môle. Ces discussions se comprennent, si l'on songe que sous le nom de môle les Anciens confondaient les pro-duits les plus dissemblables, débris placentaires retenus *in utero* après avortement, fibromes, polypes, etc.

En 1686, de Lamzweerde, médecin à Cologne, fit paraître le premier ouvrage de quelque importance sur cette
question : *Historia naturalis molarum uteri*. Dans ce
traité, pour concilier les opinions fort divergentes des auteurs de Lamzweerde divisa les môles en deux catégories:
les môles de nutrition, les môles de génération. Les premières comprenaient: fibromes, polypes, etc., des secondes
seules purent conserver le nom de môles, et les mots de
faux germe, falsus conceptus, en devinrent pour nombre
d'auteurs le synonyme.

Dans ce même Traité, de Lamzweerde combat les préjugés ridicules qui régnaient sur la môle à son époque, et
que quelques médecins favorisaient par de merveilleuses
histoires qu'ils racontaient de « môles vitales » animaux
fantastiques, vivants ou morts, que des femmes avaient
mis au monde.

Vers la même époque, Levret traita des môles sous le
nom de « conceptions manquées » et quelques années plus
tard, Astruc et un grand nombre d'auteurs admirent trois
variétés de môles:

1° La môle, produit de conception manqué;

2° La môle hydatique;

3° Une môle mal déterminée, paraissant être une « concrétion sanguine dans la matrice ».

Peu à peu, dans le courant du xviii° siècle, et surtout au
cours du xix° siècle, après les travaux de Mme Boivin (en
1827, Origine et traitement de la môle vésiculaire), on
réserve le nom de môle au développement de masses vésiculaires intra-utérines.

Depuis, de nombreux auteurs se sont occupés de la question, et grâce aux progrès de l'anatomie pathologique,
on put définir la môle « une dégénérescence spéciale des
villosités choriales donnant au placenta l'aspect de kystes multiloculaires » (Brindeau).

Nous n'avons pas dans cette modeste étude la prétention de faire un travail original, ni d'apporter à l'étude de la môle des notions plus complètes ou des idées personnelles. Mais, il nous a paru intéressant, après avoir étudié les diverses théories soutenues pour expliquer l'origine de la môle hydatiforme, de passer en revue la symptomatologie de cette affection en tenant compte des données nouvelles. Après avoir indiqué les éléments de diagnostic et de traitement, nous concluerons par l'indication de quelques particularités qu'il nous paraît utile de faire ressortir.

ANATOMIE PATHOLOGIQUE

L'aspect macroscopique de la môle expulsée de l'utérus varie suivant l'importance des lésions de dégénérescence, ce qui a fait distinguer trois variétés de môles :

1.º MÔLE PLEINE. — C'est une masse charnue, ovoïde, rougeatre, de consistance molle, plus ou moins volumineuse, pouvant atteindre le volume d'une tête d'enfant, recouverte de caillots sanguins.

Si on lave cette tumeur, ce qui la débarrassera des caillots qui l'entourent, on voit qu'elle est formée par une série de vésicules transparentes, de forme et volume variables. Elles sont reliées les unes aux autres par des filaments nombreux et très fins, aboutissant à leur périphérie à la face profonde du chorion, qui apparaît comme une membrane rougeâtre. Les vésicules et leurs pédicules rappellent l'aspect que donne une grappe de raisins. On ne trouve que des vésicules, sans trace de cavité centrale, quoique certains auteurs aient signalé des débris membraneux paraissant appartenir à la poche amniotique.

2° MÔLE NON EMBRYONNÉE. — C'est la variété la plus fréquente. Si nous sectionnons une telle môle, nous trouverons successivement allant de dehors en dedans : la caduque, le chorion dégénéré, au centre enfin la poche amniotique contenant un liquide gélatineux, lactescent, sans trace d'embryon qui a disparu par suite de résorption. Un débris de cordon, sous forme d'un fin filament, est parfois retrouvé.

3° MÔLE EMBRYONNÉE. — C'est une variété exceptionnelle. Après section, nous trouverons, comme dans le cas précédent: caduque enveloppant complètement la môle, chorion dégénéré transformé en vésicules et au centre de la tumeur une cavité amniotique renfermant un fœtus mort depuis plus ou moins longtemps.

Etudiées, les portions dégénérées, pédicules et vésicules, montreront les caractères suivants:

Les pédicules réunissent les villosités les unes aux autres et à la face profonde du chorion. Ils sont de deux sortes: les uns formés par les troncs villeux et les branches des villosités, relativement longs (1 à 3 centimètres), de volume normal: ce sont les pédicules d'implantation. Les autres développés à la surface externe des villosités, de longueur moindre (1 à 3 millimètres), d'épaisseur infime, à lumière oblitérée en général, parfois perméable, ce qui permet au liquide de passer d'une vésicule à l'autre: ce sont les pédicules de suspension. On remarque parfois aussi de très fins filaments fragiles enchevêtrés qui se rendent en grand nombre à une même vésicule.

Les vésicules présentent une variété infinie de volume, forme, coloration, rapports. De grosseur variable, allant d'une tête d'épingle à une noisette ou un grain de raisin, elles siègent sur les rameaux villeux où elles se disposent en chapelets, dont chaque grain est uni au suivant par un filament grêle, portion non distendue du rameau villeux. Allongées, fusiformes, ovoïdes le plus souvent, elles peuvent être piriformes, étoilées, triangulaires, si elles siègent au point de ramification des pédicules et ont été tiraillées. Incolores ordinairement, elles sont parfois jaunâtres ou rosées à cause de la couleur du liquide qu'elles contiennent et de l'hématine des caillots, qui, englobant les vésicules, en out imbibé les parois.

Le liquide intra-vésiculaire contient des sels, de l'albumine, de la mucine, et le plus souvent deux sortes de cellules décrites par Robin et Cayla. Dans certains cas, le liquide paraît comme englobé dans une sorte de réticulum fibrineux à mailles plus ou moins lâches.

Avant d'entreprendre l'étude histologique de la môle, il paraît utile de rappeler la structure normale de la villosité choriale, ce qui nous permettra de mieux comprendre la structure et le point d'origine de la môle ainsi que les modifications subies par les éléments constitutifs des villosités dégénérées.

L'œuf humain doit se nourrir aux dépens de l'organisme maternel. Pour y parvenir, son enveloppe externe, l'ectoderme fœtal se hérisse vers le dixième jour de la vie embryonnaire de végétations : les villosités choriales. Elles répondent au point de fixation de l'œuf sur la muqueuse utérine, se développent considérablement après le deuxième mois, alors que celles qui revêtent le reste du chorion s'atrophient. Cette simple différenciation d'une partie du chorion forme le placenta fœtal dont l'élément actif est la villosité.

La villosité choriale est constituée par :

1° Un axe central de tissu muqueux, semblable à la gélatine de Wharton, avec des cellules myxomateuses, étoilées, comme plongées dans la substance interstitielle. Avasculaire au début, cet axe deviendra à partir de la quatrième semaine, très riche en vaisseaux sanguins.

2° A la périphérie deux couches d'éléments dissemblables :

a) La couche profonde, rangée de cellules claires, polyédriques, nettement différenciées, à protoplasma clair chargé de glycogène, à noyau unique, arrondi ou ovoïde: les cellules de Langhans.

b) La couche superficielle, en rapport avec les lacs sanguins où circule le sang maternel, formée de larges travées protoplasmiques, parsemées de noyaux, de forme souvent irrégulière, creusées de vacuoles renfermant des globules rouges et anastomosées entre elles: c'est le syncitium.

Il semble établi que cellules de Langhans et syncitium, quoique morphologiquement distinctes, soient génétiquement identiques et proviennent de l'ectoderme fœtal. La couche superficielle ne serait qu'une transformation les cellules de Langhans. Cette transformation aurait lieu sous l'influence du sang maternel. L'origine fœtale du syncitium est admise en France depuis les travaux de Duval, Péters, etc.

Voyons maintenant les modifications histologiques 1. la villosité dégénérée.

1° Le centre de la villosité offre l'aspect d'un tissu cellulaire lâche, réseau large et délicat, sur les travées duquel on retrouve les noyaux conjonctifs, alors que dans les mailles pleines de liquide, on observe souvent de petites cellules, éléments conjonctifs desquamés (Durante). De plus, on trouve des éléments épithéliaux superficiels, fortement colorés, qui ont pénétré dans l'axe villeux par effraction (Brindeau, Nattan-Larrier) et seraient caractéristiques de la môle pour ces auteurs.

Dans les petites vésicules, on ne trouve que du stroma fibrillaire, alors que, dans les grosses vésicules, on peut trouver une substance homogène, paraissant due à la coagulation du liquide qui les a distendues.

Tout vestige de capillaire fœtal a disparu. Cette absence de capillaires fœtaux est presque la règle, mais elle ne prouve pas qu'ils n'aient pas existé. Durante étudiant les lésions des vaisseaux, nota les particularités suivantes.

Alors que dans les portions saines, les vaisseaux pleins de sang ont un endothélium mince et régulier, une paroi moyenne qui se confond avec le tissu du tronc villeux, dans les parties malades, l'endothélium des vaisseaux est irrégulier, manque par place ou prolifère avec des noyaux plus nombreux que normalement. La tunique moyenne est altérée elle aussi. A mesure que l'on se rapproche des rameaux molaires, ces lésions d'endartérite qui transforment les capillaires en amas de noyaux, s'accusent de plus en plus et se compliquent peu à peu des autres altérations, que nous avons vues ou allons voir.

Les vaisseaux sont réduits à des amas de noyaux qui peuvent s'écarter, se disperser, peut être sous l'influence de l'infiltration œdémateuse et finissent pas s'atténuer progressivement, sans laisser de traces.

2° Les cellules de la couche de Langhans sont modifiées dans leur forme et leur groupement. Elles apparaissent arrondies, volumineuses, à protoplasma remarquablement clair, à noyau rond très coloré, groupées ou séparées par un stroma à fines mailles. Sur les petites vésicules, elles forment une couche régulière de revêtement à plusieurs assises de cellules; sur les grosses vésicules elles forment une seule couche de cellules, parfois espacées, pouvant même manquer sur une certaine longueur.

3° Le syncitium présente plus encore une exubérance particulière.

Il pousse des prolongements, est imbibé de sérosité muqueuse sous forme de vacuoles, qui le transforment en un réseau compliqué de filaments protoplasmiques. Le syncitium proliférant demeure à l'état de placards ou bourgeons plasmodiaux, de formes diverses, plus ou moins volumineux, ou bien évolue, sous forme de cellules individualisées, qui forment des amas à la surface de la villosité et pénètre parfois par effraction dans son axe conjonctif.

Cette hyperplasie œdémateuse du syncitium, précoce, est, pour Durante, un signe caractéristique, permettant d'établir le diagnostic histologique de môle au début, alors que les modifications placentaires ne sont pas encore évidentes à l'œil nu.

En résumé, nous pourrons dire avec Durante que l'hyperplasie du syncitium et son inhibition séreuse, sont les lésions premières et caractéristiques de la môle. La môle serait pour cet auteur un adénome villeux dû à « l'hyperactivité du revêtement épithélial qui conserve ses rapports physiologiques avec le mésoderme sous-jacent, sans altérer dans ses grandes lignes l'architecture normale de l'organe ».

Quels sont les rapports de la môle hydatiforme avec la caduque ?

Pendant son développement, la môle s'entoure de la caduque, qui la sépare de la paroi utérine. Si la môle est expulsée en masse (cela se voit surtout pour les petites môles), elle est revêtue de la caduque plus ou moins épaissie. Cette épaisseur n'est pas régulière, elle varie de 5 à 20 millimètres suivant les points, plus marquée en général au pôle inférieur. Cette irrégularité d'épaisseur paraît due à l'envahissement de la caduque par les amas cellulaires provenant de l'exubérance du revêtement villeux, et non à la distension mécanique de la caduque par les vésicules.

Pour Marchand, des amas cellulaires perforent la couche fibreuse de la caduque inter-utéro-placentaire, refoulent en même temps qu'elles les détruisent les cellules déciduales, arrivent au contact des parois vasculaires qu'elles pénètrent en traversant leur couche endothéliale. La destruction de la caduque se fait suivant l'expression de Marchand par une « véritable ulcération épithéliale ».

Ainsi, par places, la caduque peut être perforée et ces modifications de la caduque ont une importance capitale, car selon que la caduque est respectée ou non, la môle vient ou ne vient pas en rapport direct avec la paroi utérine.

Après avoir détruit la caduque par places, les éléments cellulaires proliférés du revêtement villeux, doués d'une vitalité propre (caractérisée par la présence de glycogène pour Brault), pénètrent dans l'épaisseur du muscle utérin. Ils précèdent les vésicules qui progressent à leur suite entre les faisceaux et les fibres musculaires, arrivent jusqu'à la couche sous-péritonéale qu'elles peuvent perforer. La môle est devenue disséquante et se comporte dans ce cas comme une véritable tumeur maligne.

Si nous arrachons une villosités qui a ainsi pénétré dans le muscle, nous verrons la paroi utérine irrégulière, comme crevassée, d'aspect trabéculeux.

Dans leur marche envahissante, les villosités peuvent pénétrer les sinus utérins ou les gros vaisseaux des bords latéraux de l'utérus et être cause de graves complications.

C'est dans la cavité utérine que la môle se développe généralement. Parfois, elle se développe dans l'épaisseur même du muscle, constituant une sorte de grossesse interstitielle. On cite le cas de Volkmann, qui trouva un utérus séparé en deux par une sorte de cloison percée d'un orifice : l'étage inférieur était constitué par la cavité utérine, l'étage supérieur creusé en plein muscle contenait une môle.

Les lésions des ovaires accompagnant dans 59 p. 100 des cas la môle hydatiforme (Krœmer rapporté par Bar), il nous paraît nécessaire de dire quelques mots sur l'anatomie pathologique de ces lésions.

Ces lésions ovariennes sont une dégénérescence kystique des ovaires, kystes contenant dans leurs parois des cellules lutéiniques le plus souvent (Oui signale un cas de simples kystes mucoïdes). La présence de ces éléments montre la formation de ces tumeurs ovariennes aux dépens du corps jaune et de la portion de l'ovaire considérée comme glande à sécrétion interne.

Le plus souvent, les deux ovaires sont atteints: lorsqu'un seul est touché c'est le gauche qui l'est généralement, Le volume de ces kystes est variable peut être considérable et atteindre le volume d'une tête d'enfant (Krœmer) ou même d'une tête d'adulte (Stœkel).

Macroscopiquement, l'aspect des ovaires est celui des ovaires en cas de kystes multiloculaires. Pick fait remarquer que même dans le cas où les ovaires paraissent macroscopiquement sains, on trouve au microscope des altérations considérables, portant sur les cellules à lutéine. Les kystes ovoïdes, sphériques ou aplatis, contiennent une substance claire, jaunâtre, plus ou moins visqueuse. Leur paroi est mince, paraît formée de deux couches de cellules: une externe formée d'un tissu blanchâtre fibreux, une interne présentant des plis et des festons (Runge).

Au microscope, on distingue trois couches à la paroi: une cellulaire interne, une conjonctive lâche, une conjonctive dense et fibreuse. Le contenu apparaît comme homogène ou granuleux, avec des cellules épithéliales gonflées, des noyaux de dégénérescence, des globules rouges, des leucocytes; par ailleurs, le stroma ovarien présente un œdème accentué qui lui donne un aspect gélatineux. Les follicules primordiaux ne semblent pas différer par leur aspect et leur nombre de ceux d'un ovaire non gravide (Wallart). Quant à ceux en voie de développement, ils peuvent être nombreux ou rares (Jaffé, Kuban) ou manquer (Wiegandt).

Ainsi, les lésions ovariennes consistent essentiellement en une hypergenèse des cellules de la thèque interne s'accompagnant plus ou moins fréquemment de kystes, sans que, dans ces ovaires polykystiques il y ait trace d'inflammation ou d'infiltration leucocytaire (Kuban et de Viana). ,

ETIOLOGIE — PATHOGENIE

Observée à tout âge, plutôt cependant dans la seconde moitié de l'activité génitale après 35 ans, la môle hydatiforme est une affection rare.

Mme Boivin donna comme fréquence les chiffres de 1 sur 20.000 accouchements. Cette proportion paraît trop faible, de même que celle de Engel, qui donne 1 sur 4.000. La pluralité des auteurs actuels admettent la proportion de 1 sur 2000.

Les nombreuses recherches faites jusqu'à ce jour pour trouver l'origine de la môle, n'ont pas encore élucidé son étiologie. La multiparité semble une cause prédisposante ; les observations de môle chez une primipare sont exceptionnelles.

Mme Boivin signala l'influence de l'hérédité.

Dareste invoque le traumatisme, Feré une influence microbienne ou toxique.

Wirchow invoquait l'influence de l'endométrite si fréquente chez les multipares. Cette lésion est fréquemment associée à la môle et peut évidemment constituer une gêne au développement normal de l'œuf. Mais Curtis et Oui (1913), Nordentoft (1918) ont rapporté des cas de môle avec muqueuse utérine normale.

Peut-être conviendrait-il pour élucider cette étiologie de rechercher (ainsi que le demandent Jayle et Halpé-

rine) l'hérédité et les stigmates de dégénérescence (tuberculose, alcoolisme, syphilis surtout) : « Bien souvent,
disent ces auteurs, au cours d'un interrogatoire plusieurs
fois répété, on peut arriver à prouver une infection syphi-
litique qui avait échappé à première vue ».

Si l'accord des auteurs est pour ainsi dire fait sur l'a-
natomie pathologique de l'affection qui nous occupe, il
n'en est pas de même en ce qui concerne la pathogénie.

Nombreuses ont été les théories émises. Nous les pas-
serons rapidement en revue et insisterons un peu plus
longuement sur la théorie soutenue par Durante en 1909.

I. — Pour certains auteurs, môle et grossesse sont
indépendantes. Cette théorie, qui pouvait se défendre,
alors que sous le nom de môle étaient comprises tant d'af-
fections diverses, est actuellement insoutenable, les auteurs modernes n'ayant pu observer que des cas de môle
se rettachant de façon nette à une grossesse. Les progrès
de l'anatomie pathologique ont de plus prouvé que la
môle est une dégénérescence des villosités choriales.

II. — En 1678, de Graaf soutient que les vésicules sont
dues à des œufs non fécondés, œufs qui peuvent se développer *in utero,* mais auxquels il manque « quelque chose
de nécessaire pour les organiser et former un embryon ».

III. — Pour Sennert, la môle est due à une mauvaise
disposition de l'œuf ou encore à un « vice de la semence
de l'homme, laquelle n'a pas la force de pénétrer suffi-
samment l'œuf pour l'ouvrir et le dilater ».

IV. — La môle est une maladie de la caduque.

V. — Pour Ruysch et son élève Albinus, la môle est
due à une altération de l'œuf.

VI. — Pour Percy, la môle est constituée par un groupement de vésicules hydatiques, chaque vésicule contenant un petit ver.

VII. — Pour Mme Boivin, Desormeaux, Velpeau, la môle est due à une maladie des membranes de l'œuf: amnios pour les uns, chorion et placenta pour les autres.

VIII. — La môle est une maladie des villosités choriales. C'est la théorie généralement adoptée à l'heure actuelle.

Quelle est cette maladie cause de la dégénérescence des villosités?

En 1867, Wirchow localise dans les villosités les altérations qui constituent morphologiquement l'aspect macroscopique de la môle, Il localise dans le tissu muqueux central la transformation vers la môle, qui devient ainsi une simple hyperplasie du tissu muqueux préexistant dans les villosités.

Quelques années plus tard, en 1876, Ercolani s'élève contre cette théorie de la dégénérence myxomateuse. C'est à une modification spéciale du tissu épithélial qui recouvre les villosités qu'est due la môle pour cet auteur. Mais Ercolani croyant que la couche syncitiale a une origine maternelle dans les points où les villosités sont recouvertes par la muqueuse sérotine, et une origine fœtale au point où elle ne possède pas revêtement de muqueuse, en arrive à distinguer: un myxome des villosités choriales hypertrophiées et un myxome des villosités placentaires. Cette dénomination de myxome ne satisfait pas cet auteur, qui la conserve cependant, en spécifiant qu'il n'admet pas « la signification de ce mot en ce qui concerne la pathogénie ».

En 1895 Marchand rejette le terme de myxome; il est le premier à montrer que la môle est une prolifération du syncitium et de la couche de Langhans. Mais pour lui le syncitium est d'origine maternelle et il fait de la môle une tumeur complexe relevant à la fois de la mère et de l'enfant.

Deux ans plus tard, Ouvry, dans sa thèse, admet une altération primitive de l'œuf et s'adresse à la tératologie pour l'expliquer; il note la constance des altérations de l'épithélium des villosités.

Sfameni, en 1905, considère que la vésicule est due à une prolifération intense du revêtement épithélial, de la villosité, dont les couches profondes subiraient une dégénérescence myxomateuse.

Enfin Durante, en 1909, note la constance des lésions vasculaires dans les villosités en voie de dégénérescence ainsi que nous l'avons déjà vu. Voici comment cet auteur comprend la pathogénie de la môle, les lésions d'endartérite oblitérant les vaisseaux villeux étant la lésion principale, de début.

Le syncitium est chargé de recueillir dans le sang maternel les éléments nutritifs nécessaires au fœtus pour les lui transmettre par les capillaires villeux. Les capillaires ne sont donc pas nécessaires à la vie de la villosité, qui se nourrit directement aux dépens des éléments maternels. Mais la vie de la villosité est liée à l'intégrité de son revêtement épithélial et à l'état des éléments maternels qui l'entourent, dont elle tire ses principes nutritifs. Si les capillaires fœtaux s'oblitèrent, les lacs sanguins demeurant normaux, le revêtement villeux continue à absorber mais ne peut rien céder au fœtus; le syncitium ne cédant rien profite à lui seul de ce qui devrait profiter au fœtus. Par suite de son hypernutrition, il devient hyperactif (hyperplasie, bourgeonnement). L'imbibition muqueuse du tissu interstitiel de la mucosité représente le produit de l'excrétion syncitiale qui s'insinue dans la villosité; elle peut être considérable (vésicule de 1 à 2 centimètres de diamètre): « Les conditions nécessaires pour l'apparition de la vésicule seraient donc l'oblitération des capillaires complète, avec intégrité du syncitium et de la circulation maternelle » (Durante).

Roux et Milhaud, dans un récent article, se demandent si la nidation de l'œuf étant réglée par le système sympathique, un trouble de ce système n'entraînerait pas un trouble dans la nidation de l'œuf; et nous connaissons l'importance de développement du système sympathique au niveau de l'utérus et des ovaires.

Dans la plupart des cas où put être fait l'examen de l'appareil utéro-ovarien, on a trouvé des lésions concomitantes des ovaires (Wallart et Hermann). Pour certains l'ovarite scléro-kystique (Forgue et Massabuau), pour d'autres les kystes lutéiniques (Jaffe, Pick, Fraenkel) devraient être incriminés comme cause de la môle. « Les corps jaunes malades produiraient des troubles de la nidation celle-ci n'étant plus réglée comme normalement est il déraisonnable de penser que la multiplication cellulaire du chorion se fait alors d'une manière désordonnée et il est déraisonnable de penser aussi que c'est par le système sympathique défaillant que se produit cette dégénérescence » (Roux et Milhaud). Ces auteurs admettent donc une lésion primitive des ovaires comme cause de la môle.

D'autres, au contraire (Pouget, Guérin-Valmale) admettent que les lésions ovariennes sont secondaires et que la transformation kystique montre la lutte des ovaires contre l'hyperintoxication massive due à la môle. En effet, en même temps que s'accroît la villosité, les produits d'excrétion syncitiale vont se déverser en partie dans les lacs sanguins et grossir l'apport toxique dans le sang maternel. Les ovaires, nous le savons, pendant toute grossesse, jouent un rôle anti-toxique par leur sécrétion interne, dont le corps jaune représente la mise en action.

Pour lutter contre l'attaque villeuse plus brutale et prolongée causant une intoxication intense, les ovaires réagissent par une production désordonnée de corps jaune. Les follicules en voie de développement précipitent leur évolution, s'organisent en quelque sorte en corps jaunes gestatifs ; ces transformations se traduisent macroscopiquement par l'augmentation de volume des ovaires. Puis, les cellules à lutéine dégénèrent, deviennent vésiculeuses se désagrègent et tombent dans le liquide du kyste.

Ainsi s'explique pour ces auteurs la co-existence fréquente de kystes ovariens à lutéine avec la môle hydatiforme.

ETUDE CLINIQUE

La môle hydatiforme n'est caractérisée au début par aucun signe très net permettant de penser à cette affec-tion. Les phénomènes maternels sont ceux de toute grossesse (suppression des règles, augmentation de volume des seins qui deviennent le siège de picotements, malaises habituels). On note parfois des douleurs abdominales, une sensibilité plus marquée du ventre, des tiraillements lombaires qui étonnent et inquiètent quelque peu la femme.

Un des premiers symptômes, important et souvent précóce, est constitué par l'hémorragie.

Apparaissant généralement avant la fin du troisième mois, les hémorragies parfois très précoces, se montrant dès la première semaine, peuvent n'apparaître que tardivement au moment de l'avortement molaire. Elles sont un signe à peu près constant, les grossesses molaires sans hémorragie étant très rares (en cas de dégénérescence partielle du placenta).

Hémorragies à répétition, elles se produisent sans cause appréciable quoique la femme invoque parfois une fatigue, un traumatisme comme l'ayant précédé; pas de prodromes le plus souvent. Peu abondantes, elles mettent exceptionnellement la vie de la femme en danger; indolores, elles arrivent souvent pendant la nuit. De durée variable,-quelques heures à quelques jours, elles augmentent d'intensité au fur et à mesure qu'elles se rapprochent, et peuvent alors produire chez la femme une anémie plus ou moins grave, caractérisée par: pâleur des téguments, décoloration des muqueuses, pouls rapide, tendance aux syncopes, troubles sensoriels, abaissement du nombre des hématies et dans certains cas elles mettent la vie de la femme en danger (Depaul). Dans l'intervalle des hémorragies, on constate fréquemment un écoulement séreux ou séro-sanguinolent abondant, persistant, de grande importance pour Quénu. Ces pertes s'accompagnent parfois de coliques utérines, de douleurs plus ou moins intenses dans le bas-ventre ou les reins; dans certains cas, on a noté leur fétidité.

Sous l'influence du développement de la môle l'utérus augmente rapidement de volume, prend de bonne heure un accroissement considérable; et s'il n'y a pas eu d'hémorragie, c'est souvent cette disproportion entre le volume de son ventre et la date présumée de la grossesse qui frappe le plus la femme et l'amène à voir un médecin. Ces progrès rapides dans le développement du ventre en cas de môle avaient frappé les auteurs anciens ; c'est presque le seul symptôme qu'ils aient signalé.

C'est surtout vers le troisième mois, parfois même dès le second que l'utérus prend ce développement insolite. Il peut avoir à cette époque le développement d'un utérus de six mois et dépasser l'ombilic. L'accroissement est souvent très rapide à tel point qu'on peut suivre jour par jour ses prgrès; dans un cas cité par Tuefferd, en quinze jours l'utérus était monté de la symphyse à l'ombilic et trois semaines après, le fond utérin atteignait le sternum.

Cette progression n'est pas toujours régulière et progressive; Hertzmann, Ouvry ont constaté des alternatives d'augmentation et de diminution en l'espace de quelques jours. Parfois après un accroissement rapide, l'utérus demeure stationnaire, parfois il continue à se développer normalement, parfois enfin on a vu l'utérus subir une régression définitive de son volume. Cette régression peut être due, soit à un arrêt de développement de la môle par suite des hémorragies qui ont décollé une partie de l'œuf, soit à l'expulsion de vésicules qui se détachent de la masse et dont la sortie s'accompagne généralement d'hémorragie et de douleurs expultrices.

C'est l'expulsion des vésicules qui est le symptôme le plus net et caractéristique; mais elle est rare au cours de la grossesse molaire et précède de peu l'expulsion de la tumeur.

Enfin, nous devons noter que, dans certains cas, le volume du ventre est normal, en rapport avec l'âge de la grossesse ou même parfois moins développé.

A la palpation, nous sentirons la forme et la consistance de l'utérus. Généralement médiane et globuleuse, la tumeur utérine a parfois un contour irrégulier, bosselé, dû semble-t-il à la pénétration des vésicules dans le muscle utérin (Ouvry). Les deux cornes peuvent se dessiner nettement: l'une peut être plus saillante que l'autre avec une consistance parfois différente; elles sont indolores.

Lorsqu'il est peu volumineux, l'utérus est en général dur; mais dans les cas de développement plus marqué, la tumeur utérine est pâteuse, molle, dépressible, presque fluctuante, surtout si un léger hydramnios vient compliquer la môle. Ces deux états de dureté et de mollesse coexistent le plus souvent et se répartissent inégalement à la surface de l'organe; la dureté a pu faire croire à l'existence de noyaux fibromateux. Il semble que ces indurations partielles sont dues aux contractions utérines sous la main qui palpe; elles persistent quelque temps, se déplacent de telle sorte qu'à quelques instants de distance on ne les trouve plus au même endroit. ,

Si la grossesse est déjà avancée, malgré cette mollesse relative de l'utérus, on ne peut par le palper constater la présence d'un fœtus.

Par le toucher: on trouvera un col conservant plus longtemps sa forme, sa longueur et sa consistance que dans la grossesse normale. Fermé, parfois perméable, il permet alors l'introduction d'un doigt qui permettra d'atteindre dans certains cas les vésicules, signe certain de la grossesse molaire.

La coexistence de lésions ovariennes étant fréquente, il conviendra de rechercher systématiquement l'état des ovaires; seuls le palper et toucher combinés peuvent donner quelques renseignements. Dans les cas favorables, dépendant de l'état de la paroi abdominale, du volume des ovaires, de la masse utérine, on pourra arriver à limiter l'utérus et à sentir à côté de lui une ou deux masses arrondies, molles, parfois bosselées, plus ou moins fluctuantes. Il faudra se rendre compte de leur mobilité, de l'état de leur pédicule, si par hasard il peut être perçu, de leur situation par rapport à l'utérus. Pendant la grossesse, cet examen est très difficile et n'est que rarement positif. Leur constatation est très utile dans nombre de cas, si les ovaires sont tuméfiés et accompagnent les signes classiques de la grossesse molaire, nous aurons la conviction d'une môle mais non la certitude.

Dans certains cas, l'auscultation permettra d'entendre le souffle utérin si la dégénérescence placentaire n'est pas trop étendue; le plus souvent d'ailleurs, l'auscultation est entièrement négative.

Enfin, il nous paraît intéressant de noter et d'analyser

un peu plus longuement les phénomènes de toxémie gravidique, petites complications de la grossesse normale,
qui peuvent prendre en cas de môle une importance telle
qu'ils peuvent mettre la vie de la femme en danger.

Ces faits connus depuis longtemps sont notés pour la
première fois dans le Traité classique de Bar, Brindeau,
Chambrelent (1914). Depuis 1865 (date où fut faite une
communication à l'Obstetrical Society de Londres sur les
relations entre l'albuminurie et la môle) de nombreux auteurs sont revenus sur cette question (Jameson, Hirtz-
mann, Pinard, Lavenant).

Fieux, en 1914, rapporte un cas où le diagnostic de
môle fut posé par la présence d'accidents toxémiques
graves. Chailloux cite un cas où la malade fut obligée de
garder le lit. Champreys a vu une malade considérablement amaigrie avec des téguments décolorés et quoique il
n'y ait pas eu d'hémorragie, tellement anémiée, avec
teinte cireuse, qu'on pouvait penser à la cachexie cancéreuse.

Parmi les signes d'intoxication molaire, il faut surtout
retenir : les vomissements et l'albuminurie qui apparaissent rapidement, l'éclampsie, plus rare, qui se manifeste
plus tardivement, si l'évacuation molaire tarde trop.

1° *Vomissements*. — Les vomissements prennent rapidement un caractère alarmant. Tuefferd signale des hé-
matémèses; Ouvry, Domond, des vomissements incoerci-
bles; Bué, Andérodias, relatent des cas de vomissements
incoercibles ayant nécessité l'avortement artificiel. Pour
Domond, ces vomissements intenses se montreraient surtout au cours des deux premiers mois de la grossesse,
leur évolution serait très rapide, la malade passant rapidement à la période d'accélération du pouls.

2° *Albuminurie.* — Dans la grossesse normale, dans 5 p. 100 des cas, il y a de l'albuminurie; en cas de grossesse molaire, cette proportion peut atteindre 10 p. 100 des cas (Schul), 33 p. 100 (Domond), 57 p. 100 (Lavenant).

Caractérisée par sa précocité dans les quatre premiers mois de la grossesse, elle se différencie donc distinctement de l'albuminurie gravidique ordinaire; elle peut entraîner: œdèmes, céphalées, dyspnées, épistaxis, complications de toute albuminurie.

3° *Eclampsie.* — Signalée sans doute vers 1875 sous le nom de phénomènes délirants, elle présente encore les deux caractères de fréquence et de précocité. Sur 127 cas de môle, Domond signale 3 cas d'éclampsie, Lavenant, 1 sur 7. Il convient de noter que lors d'une grossesse normale, c'est vers la fin de la grossesse que se déclanchent les accès éclamptiques, alors que dans les cas de grossesse molaire, c'est en moyenne vers le cinquième mois que l'éclampsie se montre.

De ces signes de toxémie molaire superposables aux signes de toxémie de la grossesse normale, avec une intensité et une précocité plus grande, quelle est la pathogénie?

Pour les uns (Pinatelle) la distension exagérée de l'utérus en serait cause; mais les vomissements et troubles généraux apparaissent à une époque où il n'y a pas encore distension. Pour d'autres, avec Pinard, ces troubles seraient dus à une auto-intoxication d'origine hépatique, plus marquée que lors de la grossesse normale.

Depuis, l'intoxication syncitiale a été incriminée. Veit, en 1901, admet que les accès convulsifs sont dus à la pénétration de cyto-toxines placentaires dans la circulation maternelle. Fieux et Mauriac, en 1910, prouvent la toxémie villeuse. Magalhaes, en 1914, accuse la pénétration d'albumines étrangères dans la circulation, et la grande toxicité du liquide contenu dans les vésicules. Enfin, en 1919, Andérodias estime que les vomissements incoerci-bles en cas de môle sont dus à l'exagération du dévelop-pement des villosités choriales.

Ainsi, nous pouvons dire que, à côté des grands signes classiques, hémorragies, augmentation rapide du volume du ventre, expulsion de vésicules, il convient de noter les accidents de toxémie gravidique plus marqués que dans la grossesse normale et de rechercher les lésions conco-mitantes des ovaires dont nous verrons l'importance pour le pronostic et le traitement.

EVOLUTION

Les hémorragies se répétant à intervalles de plus en plus rapprochés, la môle est expulsée avant le quatrième mois. Dans quelques cas, alors que le développement de l'utérus s'est effectué lentement et progressivement, on a vu la môle persister *in utero* pendant plus longtemps, 9, 12, 15 et même 17 mois. Très rare avant le premier mois, l'avortement molaire est cependant précoce.

C'est avec tous les symptômes d'un avortement simple que l'expulsion de la môle se fait dans les premiers mois. Elle s'accompagne de contractions douloureuses de l'utérus, se rapprochant et augmentant d'intensité, plus ou moins douloureuses suivant le volume de la môle et les adhérences plus ou moins marquées qu'elle a contracté avec l'utérus. Mais il faut noter que la dilatation du col se fait mal, lentement et incomplètement. L'avortement molaire s'accompagne souvent de nausées, vomissements et parfois d'une légère élévation de température.

L'expulsion de la môle se fait en totalité ou par fragments; elle a lieu généralement en masse. Mais, dans certains cas, elle se fait petit à petit, dure plusieurs jours, plusieurs semaines, une année même dans un cas rapporté par Jiffard.

L'expulsion molaire peut ne pas avoir lieu: soit que la femme ait succombé avant l'avortement, par cachexie ou anémie consécutive aux hémorragies, soit que la môle soit par trop adhérente aux parois utérines (Jarotzky), soit qu'elle se soit développée dans une corne, une trompe où le muscle lui-même. L'expulsion d'une môle au cours d'une grossesse avec naissance à terme d'un enfant vivant est exceptionnelle; elle a été signalée par Montgoméry. Il semble qu'il s'agisse alors d'une grossesse gémellaire, dont un des œufs seulement fut atteint de dégénérescence des villosités.

Après la sortie de la môle on assiste à une montée laiteuse, à quelques pertes de sang. Les suites de couches peuvent êtres troublées par des complications, celles de tout avortement: hémorragies, infection.

Des débris de môle peuvent être retenus in utero, d'où phénomène d'infection possible, hémorragies parfois graves. En plus, il faut noter que ces débris de môle peuvent devenir le point de départ de chorio-épithélium quelque temps plus tard.

Nous devons noter que la voie vasculaire offre un moyen de transport à distance pour les vésicules et les éléments néo-formés; ces embolies cellulaires vont au loin créer, un foyer de reproduction vésiculaire ou un chorio-épithéliome. On a pu ainsi rencontrer des métastases dans tout le petit bassin. Apfelsted et Aschoff citent un cas de tumeur de la grande lèvre, formée de vésicules, dans un cas de grossesse molaire. Marie cite un cas où il trouva une vésicule sous le péritoine, et à ce niveau le muscle utérin n'était pas attaqué par l'infiltration cellulaire. Enfin Schauter a vu dans le vagin une métastase d'une môle en évolution.

Quant aux tumeurs ovariennes, on constate beaucoup plus nettement leur présence, la môle expulsée. Mais alors que pour les uns avec Pouget, Guilloud, Potocki, Guérin-

Valmale, la rétrocession après évacuation de la môle est
la règle, pour les autres avec Davaris et Bar, cette régression peut ne pas survenir, et la persistance de kyste
après évacuation molaire doit être interprétée comme signe de dégénérescence maligne de la môle. Enfin, les lésions kystiques des ovaires ne semblent pas détruire le
tissu noble de la glande et n'entraînent pas la stérilité
(Sauvage, Kehrer, Brindeau).

PRONOSTIC

Dans la majorité des cas la vie de la femme n'est pas en danger par suite de l'existence d'une môle. Une femme peut avoir en effet plusieurs grossesses molaires, et Lemaire, en 1913, signalant une môle récidivant six fois en huit ans, en conclut que la môle n'est pas nécessairement une affection grave et qu'elle n'évolue pas fatalement à la manière d'une tumeur maligne.

Le pronostic pendant la grossesse peut être grave en raison des phénomènes de toxémie molaire prononcés à tel point qu'ils amènent un état d'anémie considérable de la femme, état cachectique même, comparable à la cachexie cancéreuse (Champreys) qui peut mettre la vie de la femme en danger.

Il va sans dire que les hémorragies répétées, devenant de plus en plus abondantes, aggravent le pronostic, de même que l'infection, toujours possible après l'avortement molaire.

Le pronostic immédiat dépendra donc : de l'abondance des hémorragies, de l'intoxication molaire, de la limitation de la tumeur.

Nous avons vu que la môle peut être entourée de caduque. Dans ce cas, le pronostic sera bénin. Si, au contraire, la paroi interne de l'utérus est lésée, si la môle devient envahissante, puis disséquante, le pronostic sera gravé à cause de la perforation utérine (rare, mais possible) avec inondation péritonéale et péritonite. Pour Caturani, la môle disséquante n'est qu'une forme de passage vers le chorio-épithéliome.

Nous devrons nous souvenir que toute femme accouchée d'une môle est particulièrement prédisposée au chorio-épithéliome.

Le rôle de la môle dans la genèse du placentome est actuellement universellement admis. Dans 9 p. 100 des cas (Pollosson et Violet), la môle donne naissance à un chorio-épithéliome; mais si nous cherchons dans quelles proportions on retrouve la môle dans l'étiologie du placentome, nous trouverons des chiffres variant de 40 p. 100 avec Bréquel, 45 p. 100 pour Pollosson et Violet, 50 p. 100 pour Schwatzer, 55 p. 100 pour Sundé.

De plus, la coexistence ou non de lésions ovariennes peut aider à l'établissement du pronostic; nous connaissons le développement exagéré des tumeurs ovariennes durant le post-partum, signe d'une rétention vésiculaire dans l'utérus (débris qui pourront continuer à vivre puis dégénérer en chorio-épithéliome) ou d'une transformation chorio-épithéliomateuse antérieure à l'évacuation de la môle. Nous pourrons dire avec Bar « sans nous préoccuper de savoir si la lésion ovarienne est primitive et causale, ou secondaire et produit d'une suractivité cellulaire produite par le développement extrême des cellules de Langhans, nous pourrons, en nous référant aux statistiques, remarquer que les môles liées étroitement à des lésions ovariennes sont précoces, plus fréquemment généralisées, ordinairement vides d'embryon et à lésions épithéliales des plus désordonnées et des plus exubérantes. Il semble que se développant à un moment où les zones de fibrine protectrice sont de développement encore faible ou même nul, elles sont ainsi plus facilement envahissantes » *Arch. mens. d'Obst. et Gynécologie*, 1916).

DIAGNOSTIC

Complication assez rare de la grossesse, la môle hydatiforme est d'un diagnostic difficile, du fait même de sa
rareté et du peu de netteté des symptômes auxquels elle
donne naissance.

Si l'on a constaté l'expulsion de vésicules par le vagin,
ou si par un toucher intra-utérin (qu'il vaut mieux ne pas
pratiquer) on va rechercher les vésicules avec le doigt ou
avec une pince, le diagnostic sera certain. Mais ces cas
sont très rares.

Lorsqu'une femme présente des signes de probabilités
de grossesse (suppression des règles, augmentation de
volume du ventre, augmentation de volume des seins, hy-
per-pigmentation de l'aréole, etc.), auxquels s'ajoutent
des phénomènes d'intoxication accentués (vomissements,
albuminurie), nous penserons à la possibilité d'une môle.
Si à ces signes s'ajoutent les signes classiques que nous
avons décrits (hémorragies indolores, répétées, augmentation considérable du volume de l'utérus), la possibilité
se changera en probabilité. Si, en plus, nous trouvons des
ovaires volumineux, tuméfiés, bosselés, la probabilité se
transformera en conviction; mais tous ces signes sont rarement réunis.

L'hémorragie fera surtout penser à une menace d'a-
vortement simple. Mais dans ce cas la femme éprouve

des douleurs d'intensité variable, irradiées dans les lombes, une sensation de pesanteur dans le petit bassin ; elle souffre de contractions utérines, parfois très douloureuses ; l'utérus est dur, tendu, la pression en est douloureuse.

De plus, à l'examen on constatera le plus souvent que l'utérus a augmenté de volume dans des proportions telles, qu'il ne peut y avoir concordance avec l'âge de la grossesse, à supposer que l'on soit certain de l'époque des dernières règles.

Le diagnostic deviendra embarrassant si la femme sans présenter des signes de grossesse nets à un utérus volumineux, de consistance relativement dure, irrégulière avec des hémorragies : on pourra confondre alors la môle avec un utérus fibromateux ; le diagnostic sera impossible s'il y a co-existence des deux.

Si nous avons constaté l'existence de kystes ovariens, surtout si l'un des deux est plus marqué, co-existant avec un utérus moyennement développé et que des pertes sanguines se produisent, il faudra penser à la grossesse extra utérine ; mais en ce cas la femme ressentira des douleurs dans le vas-ventre, avec irradiations lombaires, plus marquées d'un côté, revenant de préférence au moment de l'époque des règles. A certains moments, il peut se faire comme une poussée péritonitique, avec ou sans phénomènes fébriles ; on notera des troubles de compression (vessie, rectum). Les pertes sanguines sont accompagnées de douleurs assez vives et l'ensemble de ces signes permettra d'aiguiller le diagnostic.

Non accompagnée d'hémorragie, l'augmentation de volume du ventre devra faire penser à l'hydramnios ; mais cette complication est rare au début de la grossesse et, dans ces cas, la tumeur utérine est régulière, tendue, nettement fluctuante.

Si la môle a cessé de s'accroître et que le volume de l'utérus soit inférieur à ce qu'il devrait être d'après l'époque présumée de la grossesse, nous devrons éliminer la mort du fœtus, se caractérisant par : la suppression des phénomènes réflexes, de l'intoxication, l'apparition d'acétonurie et de la montée laiteuse ou tout au moins d'une congestion mammaire plus ou moins prononcée.

Enfin, dans certains cas d'intoxication gravidique intense, surtout chez les femmes près de la ménopause, les symptômes généraux (maigreur, aspect cachectique) et locaux (écoulements séro-sanguinolents, parfois fétides), pourront faire croire à la présence d'un néoplasme utérin.

TRAITEMENT

Le traitement de la môle hydatiforme variera suivant le moment que nous considérons.

Pendant la grossesse, en cas d'hémorragie, on aura plutôt pensé à une menace d'avortement. Si le diagnostic n'est pas fait : on mettra la femme au repos, on donnera des lavements laudanisés à intervalles assez rapprochés, des injections vaginales antiseptiques, on mettra la malade en observation.

Si l'hémorragie persiste ou si le diagnostic a été fait, il faudra vider l'utérus. On fera la dilatation du col ; puis, dès qu'il sera possible, on introduira dans l'utérus un petit ballon de Champetier qui amène une expulsion rapide et permet une dilatation suffisante du col pour que les doigts ou la main, suivant les cas, puissent être introduits facilement in utero pour vérifier les parois utérines (recherche des caillots, débris molaires).

D'autres auteurs préfèrent, dès le diagnostic établi, au lieu de recourir à la dilatation relativement lente du col, pratiquer un curettage qui débarrassera rapidement l'utérus de tous les débris susceptibles de rester adhérents aux parois. D'autres enfin, avec Baumann et Borozzi conseillent le curage utérin systématique avec quelques jours après un curettage instrumental, lorsque la paroi utérine aura retrouvé sa tonicité.

4 R

En cas de symptômes toxémiques marqués, si les vomissements deviennent incoercibles (pouls se maintenant à plus de 100, perte de poids de plus de 300 grammes par jour), il sera indiqué de pratiquer l'avortement.

Après l'expulsion, il conviendra de faire un curage ou même un curettage pour vérifier les parois utérines. Il faudra agir avec prudence de peur de perforer l'utérus, incident toujours regrettable quoiqu'on ait soutenu qu'il n'offrait aucun danger si l'opération est faite aseptiquement; les partisans du curettage disent en effet que si malgré toutes les précautions prises il y a perforation de l'utérus, c'est preuve que la paroi est infiltrée en ce point et envahie par les éléments qui seraient devenus plus tard le noyau d'une dégénérescence maligne. L'utérus perforé accidentellement ou spontanément, nous aurons recours à l'hystérectomie pour arrêter l'hémorragie et éviter l'infection. L'utérus vidé, il conviendra de prendre les soins d'antisepsie habituels (injections intrautérines iodo-iodurées, pansements aseptiques sur la vulve) et de réchauffer la femme, de relever son tonus vasculaire (par des injections de sérum artificiel, éther, caféine), d'activer l'influx nerveux (par des injections d'huile camphrée et des boissons chaudes alcoolisées).

Dans ces dernières années, l'étude des lésions ovariennes permit d'apporter un élément nouveau et des plus importants dans le déterminisme opératoire. Bar pose les indications suivantes: « Quant à côté d'une môle on constate la présence de kystes ovariques, il est prudent de ne pas se contenter de vider l'utérus; il semble indiqué de pratiquer l'hystérectomie, la possibilité d'une môle envahissante étant particulièrement à craindre.

» Quand après l'évacuation d'une môle on constate que des kystes ovariques continuent à se développer et à plus forte raison on les voit apparaître, on doit craindre la végétation dans la paroi utérine de lésions molaires.

» Cette signification des kystes ovariens se fait naturellement plus pressante encore quand les hémorragies utérines persistent. Elle commande une intervention rapide qui, alors même que les incidents opératoires ne l'indiquent pas, doit entraîner l'exérèse de l'utérus » (Bar).

Or, nous avons vu que fréquemment des kystes ovariens regressent après expulsion de la môle. Tandis que Goullioud, Pouget, Couvelaire admettent la régression des kystes après l'expulsion molaire, Bar, comme nous l'avons vu, interprète la coexistence de ces tumeurs et de la môle comme preuve d'une transformation maligne.

A quel traitement devrons-nous donc nous arrêter? Il nous paraît rationnel avec Cottalorda de poser ainsi les indications opératoires de la môle hydatiforme:

1° En cas de môle avec co-existence de kystes ovariques: hystérectomie totale avec ovariotomie, dès que le chirurgien est rassuré sur les complications infectieuses susceptibles, la môle expulsée, d'atteindre l'utérus, c'est-à-dire dans le mois qui suit cette expulsion, à moins que, dans ce délai, la régression des kystes se soit effectuée d'une façon très marquée.

2° En cas de môle sans co-existence de kystes ovariques: curage, puis curettage, surveillance ensuite de la malade. L'apparition, soit des hémorragies, soit des kystes devra être considérée comme une indication formelle de l'hystérectomie totale.

OBSERVATIONS

OBSERVATION PREMIÈRE

Due à l'aimable bienveillance de M. le docteur C. Loriot, chef de clinique
obstétricale de l'École de Médecine de Marseille

Femme de 48 ans, journalière.

Antécédents héréditaires. — Père mort à 60 ans ; mère morte à 70 ans ; deux sœurs vivantes actuellement ; une sœur morte à l'âge de 3 mois. La mère n'a jamais eu d'avortement, ni rien de particulier au cours de ses grossesses.

Antécédents personnels. — Pas de maladies.

Antécédents gynécologiques. — Réglée à 15 ans, toujours très régulièrement pendant six jours ; les règles étaient annoncées par quelques pertes blanches pendant les deux jours qui les précédaient. Pas de douleurs, pas de caillots. Mariée à 20 ans.

A eu cinq grossesses toutes terminées normalement à terme par la naissance d'enfants qui vivent encore actuellement (1895, 1898, 1900, 1904, 1915). Rien de particulier au cours de ces grossesses ; depuis la dernière grossesse, était toujours réglée normalement et régulièrement pendant cinq à six jours, sans douleurs, ni caillots.

Grossesse actuelle. — Dernières règles du 29 septembre au 4 octobre ; le 30 octobre, la malade perd un peu de sang pendant quelques jours, mais d'une façon plus traîrante et avec quelques caillots; elle suppose alors que ses règles sont revenues avec une certaine avance. A partir du 15 novmbre, petites pertes intermittentes, sauglantes, sans douleur, elles sont plus ou moins irrégulières et paraissent peu importantes aux dires de la malade. Elles ne s'accompagnent d'aucun autre trouble.

Le 30 décembre, forte hémorragie soudaine, douleurs sous forme de coliques. Expulsion de gros caillots dont l'un est, au dire de la malade, de la dimension de la main. Le lendemain, tout se calme, la malade ne présentera plus aucun trouble pendant tout le mois de janvier à part quelques petits suintements sanglants, insignifiants et rares. Les « règles » attendues vers la fin janvier (la malade ne se croit pas enceinte) ne reparaissent pas.

Le 8 février, à 10 heures du matin, forte hémorragie subite avec quelques caillots. Un médecin appelé fait le diagnostic de menace d'avortement, tamponne le vagin et constate la présence d'albumine dans les urines. Il faut remarquer que jusqu'alors la malade n'a présenté aucun trouble sympathique de la grossesse.

A 4 heures de l'après-midi, la malade se levant pour aller à la selle, expulse spontanément, debout, une masse rougeâtre que, à l'examen, on reconnaître être une môle hydatiforme. L'évacuation utérine complète est aussitôt décidée.

Nous avons affaire à ce moment à une femme amaigrie (elle dit avoir considérablement maigri depuis deux mois) au teint jaune bistre, rappelant celui des cachexies cancéreuses, la peau est flasque et fripée, les conjonctives et les muqueuses sont décolorées. A l'examen local, utérus mou, à un travers de doigt au-dessus de l'ombilic, pas de douleurs, il y a des pertes formées d'un sang fluide et très pâle.

Curage manuel qui extrait une masse semi liquide rouge pâle, dans laquelle se trouve un très grand nombre de vésicules molaires. Celles-ci ont un aspect étalé et donnent l'impression de grains de tapioca cuit, leur volume varie de celui d'une tête d'épingle ordinaire à celui d'une tête de grosse épingle noire, le sang est pâle.

L'ovaire gauche nettement perceptible est de la grosseur d'une petite pomme, l'ovaire droit ne peut être perçu. Après l'intervention, la femme est très shockée, a un mauvais état général, un pouls rapide et petit.

11 février : la température est remontée à 39°3, avec frissons, le pouls est rapide, mauvais état général, pertes sales. On pratique à la curette mousse un curettage qui ne ramène que des débris de caduque. A ce moment, l'ovaire gauche n'est plus perçu directement, il semble s'être placé à la face postérieure de l'utérus sur son bord gauche. En ce point, le doigt intra-utérin a la sensation d'une résistance anormale qui ne donne pas l'impression de se trouver dans la paroi utérine. Deux injections intra-utérines par jour.

15 février : bon état général, plus de pertes ; la femme se recolore à vue d'œil.

Observation II

Due à l'aimable bienveillance de M. le docteur Pieri, chirurgien des hopitaux

B. R..., 27 ans, entre à l'hôpital, le 5 janvier 1922, pour menace d'avortement.

Antécédents héréditaires. — Père mort d'une attaque? Mère en bonne santé. Une sœur en bonne santé.

Antécédents personnels. — Rougeole dans le jeune âge. Fièvre muqueuse en juillet 1921.

Antécédents gynécologiques. — Réglée à 13 ans, tous les trente jours, pendant trois jours. Pas de douleurs pendant les règles qui sont précédées d'une légère leucorrhée. A eu deux grossesses normales, une il y a quatre ans, l'autre il y a deux ans.

Grossesse actuelle. — Dernières règles du 28 octobre au 1er novembre 1921. Dans le courant de novembre et le commencement de décembre, la femme a des nausées tous les matins, sans vomissements. Pas d'albuminurie. Le 21 décembre, la malade s'aperçoit qu'elle saigne, hémorragie assez abondante qui tache ses vêtements et s'écoule même sur le plancher, sans être accompagnée de douleurs. En remuant, la malade expulse un caillot assez volumineux. Les jours suivants, les pertes continuent peu abondantes. Pas d'écoulement séro-sanguinolent. Le 23 décembre, elle va voir une sage-femme qui pense à un avortement possible, ordonne le repos au lit et des injections chaudes; les hémorragies ne cessant pas, augmentant plutôt, la malade entre le 5 janvier à l'hôpital dans le service du docteur Pieri, sous le diagnostic « menace d'avortement ».

A l'examen, malade assez anémiée, pâle, muqueuses décolorées, du sang s'écoule assez abondamment par la vulve, de couleur normale. Hauteur de l'ombilic, 16 centimètres; hauteur utérine, 10 centimètres; aspect d'un utérus de trois mois et demi. Au palper, l'utérus forme une tumeur globuleuse médiane un peu élargie transversalement, de consistance molle peu sensible à la pression. Rien à signaler du côté des ovaires.

Anesthésie rachidienne à la syncaïne. A l'examen du vagin, on constate que du sang s'écoule à la partie antérieure du vagin à 3 centimètres en arrière de la vulve et 1 centimètre à gauche de la ligne médiane; cette hémorragie est due à une varice génitale rompue ; on lie la varice qui saigne. Le col ramolli est fermé, ayant toute sa longueur. Rien ne s'écoulant par le col, on ne tente rien. Vers le soir, léger écoulement sanguin.

6 janvier. — Une hémorragie assez abondante se produit. Au toucher, on sent le vagin plein de caillots ; on retire du vagin des caillots noirâtres et du sang et rien que cela. Le col est ouvert, perméable, ayant gardé toute sa longueur. Devant la persistance de l'hémorragie, l'intervention est décidée.

Anesthésie kélène, chloroforme. La dilatation du col aux bougies de Hégar est très pénible, à chaque changement de bougie, on constate une hémorragie en jet, la dilatation ne pouvant se faire (le n° 30 des bougies ne passe pas), on renonce au curage qui était décidé et on fait un curettage à la curette de Wallich. Au premier coup de curette, jet de sang assez fort, le second permet de ramener des caillots et des débris molaires caractéristiques. Après le curettage, injection intra-utérine iodo-iodurée, gaze dans le vagin.

7 janvier. — Léger écoulement sanguin. Les jours suivants, la malade va mieux, reprend des couleurs.

24 janvier. — La malade, vers 14 heures, est prise d'une hémorragie assez intense, accompagnée de tous les symptômes classiques. Au toucher, on trouve sur la face antérieure du vagin un cratère ressemblant à un col utérin. Un examen plus attentif permet de reconnaître l'ancienne varice liée, le col est plus en arrière. Tamponnement à l'eau oxygénée. On remonte la malade (éther, huile camphrée, sérum, etc.).

25 janvier. — On enlève la gaze qui tamponnait le vagin, on voit une petite ulcération cratériforme, à bords taillés à pic, profonde de 1 centimètre sur la paroi anté-

rieure du vagin, à mi-distance du méat et du col, elle contient des débris cruoriques et sphacélés. On prélève deux
fragments pour faire une biopsie, suture en surjet.

26 *janvier*. — Légère hémorragie. Depuis, rien à signaler.

L'examen histologique des fragments montre un léger
processus inflammatoire et réaction papillomateuse peu
marquée. Pas d'altération profonde de la structure et
l'ordination des éléments épithéliaux.

CONCLUSIONS

I. — La cause réelle de la dégénérescence kystique des villosités choriales nous échappe encore à l'heure actuelle. Admettant la théorie de la lésion vasculaire initiale des vaisseaux fœtaux, déterminant l'hypernutrition du syncitium, son hyperplasie et la formation d'une vésicule par imbibition active dans la villosité des produits qui normalement devaient se déverser du côté du fœtus, il nous semblerait utile de rechercher les stigmates de dégénérescence et d'intoxication : alcoolisme, tuberculose, syphilis surtout.

II. — La grossesse molaire s'accompagne fréquemment d'une toxémie gravidique intense et précoce.

III. — La môle hydatiforme simple surtout disséquante prédispose au chorio-épithéliome. Elle s'accompagne de dégénérescence kystique des ovaires dans la moitié des cas, kystes liés par leur étiologie et par leur évolution à l'étiologie et l'évolution des môles et des chorio-épithéliomes. Ces kystes doivent être considérés comme un symptôme important et recherchés systématiquement.

IV. — Le traitement sera le curage complété par un curettage en cas de grossesse molaire simple ; l'hystérectomie et l'ovariotomie en cas de grossesse compliquée de kystes, si dans le mois qui suit l'expulsion de la môle, il n'y a pas régression de volume des kystes ovariens.

BIBLIOGRAPHIE

De Lanzweerde.— *Historia naturalis Molarum uteri*, 1686

Ruysch. — Observations on surgery and midwigery, 1751

Manning. — On plurales diseas., p. 367, 1775.

Gardon. — Traité d'accouchements, Paris, 1816.

Boivin (Mme). — Nouvelles recherches sur l'origine, la nature, le traitement de la môle vésiculaire, Paris, 1827.

Boivin et Dugès. — Traité des maladies de l'utérus, Paris, 1833.

Barnes. — Anatomie pathologique de la môle hydatiforme. *Brit. and for. med. chirurg. Rev,* janvier 1855.

Ercolani. — Archives de tocologie, t. III, p. 193, 1876.

Albertini. — Môle hydatiforme. *Lyon médical,* 1908, CX, p. 836.

Anderodias. — Vomissements graves dans un cas d'utérus gravide contenant une môle hydatiforme. *C. R. Société d'obst. et gynéc.,* Bordeaux, juin 1919.

Bar. — La môle vésiculaire. *Rev. gén. de clin. et thérap.,* 1910, XXIV.

— Traité d'accouchements, 1914. Art.: Môle.

Briquel. — Tumeurs du placenta et tumeurs placentaires. *Th. Nancy,* 1903.

Buist. — Hydatiform mole (cystic degeneration of chorionic villi). *Long Island medical journ.*, Brooklyn, 1907, I, p. 317.

Calderini. — Possibilité de relation entre la môle vésiculaire et la dégénérescence kystique des ovaires. *Annales de gynécologie*, juillet-août 1900, p. 129.

Chassy. — Contribution à l'étude de la môle. *Th. de Montpellier*, 1899-1900.

Chidichmo. — Sur un cas de môle vésiculaire. *Rev. sicil. d'obstétr. et gynéc. prat.*, Palerme, 1920, II, p. 17.

Cottalorda. — Môle hydatiforme, chorio-épithéliome et kystes lutéiniques de l'ovaire; rapports étiologiques, cliniques, opératoires. *Gynécologie et Obstétrique*, t. IV, 1921, n° 2.

Curtis et Oui. — Contribution à l'étude de la môle disséquante ou pénétrante. *Ann. de gynéc. et obstétr.*, juin 1913, p. 321 et 398.

Davaris. — Môle hydatiforme et dégénérescence kystique des ovaires. *Th. Paris*, 1915.

Delmas (J. et P.). — Deux cas de môle hydatiforme. *Réunion obst. et gyn.*, Montpellier, 7 février 1912.

Domond. — Recherches sur les grossesses molaires se compliquant de vomissements. *Th. Paris*, 1898.

Duchamp. — Altérations des villosités choriales. *Th. agrégation*, Paris, 1880.

Durante. — Variétés histologiques et nature de la môle hydatiforme. *Arch. de médecine expérimentale*, 1re série, 1898.

— Contribution à l'étude du processus histologique et de la pathogénie de la môle. *Bull. Société d'obstétrique de Paris*, 1907, p. 244.

— Lésions des vaisseaux fœtaux dans la môle hydatiforme. *La Gynécologie, Paris*, 1909, XIII, p. 1.

Duvergey. — Môle hydatiforme à type anormal traitée
par l'hystérectomie abdominale totale. *Soc. d'obstétr. et gynéc.,* Bordeaux, 22 février 1921.

Ercolani. — Pathologie du placenta. *Archives de tocologie,* Paris, avril 1876.

Elifani-Scheggi. — Contributio alla sintomatologia et
diagnosi della mola vesicolare. *Rev. d'ostetrica et
gynec.,* Napoli, 1909, XVIII.

Essen Moller. — Studien uber die Blasenmole. Wiesba-
den, Bergmann, 1912.

Falgowski. — Remarque sur les cas de môle vésiculaire
avec grossesse gémellaire. *Przoglad Chirurgizu i
ginekol.* Analysé in *Arch. mens. d'obst. et gynéc.,*
Paris, 1914.

Fieux et Mauriac. — Possibilité d'une toxémie villeuse et
d'un séro diagnostic de la grossesse dès les premiers mois de la gestation. *Ann. de gynéc.,* Paris,
LXVII, février 1910.

Fieux. — Relation de la grossesse molaire avec l'auto-
intoxication gravidique. *Rev. mens. d'obst. et gynéc.,* Bordeaux, 1903.

Findley. — Hydatiform mole; an analysis of 500 cases.
Americ. journ. obstetric., New-York, 1917, XXV.

Fothergill. — Hysterectomy for hydatid mole. *Journ. of
obst. and gynec. British Empire,* Londres, XV,
1914.

Frassi. — Note histologique sur la môle vésiculaire. *An-
nali di ostet. et gynec.,* janvier 1905, n° 1.

Goullioud. — Tuméfaction kystique des ovaires dans la
môle hydatiforme. *Lyon Médical,* 1906, I, p. 1247.

Gruget et Bender. — Un cas de chorio-épithéliome con-
sécutif à une môle hydatiforme. *Rev. de gyn. et
de chirurgie abdominale,* juillet 1914, p. 65.

JAYLE et HALPERINE. — Cancer du corps de l'utérus d'origine placentaire; dénomination; étude histologique; étiologie. *Presse médicale,* 1919, n° 39.

KEIFFER. — Mort du fœtus dans la môle hydatiforme. *Soc. belge de gynéc. et obst.,* séance du 20 janv. 1912.

KRUGER. — Eine seltene Form der Placentacyste. Ein Beitrag zur Lehre von der Blasenmole. *Zeitschr. f. Geb. und Gyn.,* Stuttgart, 1909, XIV.

KŒNIG. — Môle hydatiforme maligne. *Ann. de gynec.,* II, nov. 1905, p. 649.

LEMAIRE. — Môle hydatiforme récidivante. *Bull. Soc. obstétrique,* Paris, 1911, XIV, p. 117.

MADON et GIRAUD. — Môle hydatiforme. *Montpellier médical,* 1914, XXXVIII, p. 447.

MAGALHAES. — A proposito da preulsez molar. *Revist. de gyn. et obst. do Rio-de-Janeiro,* mars-avril 1914.

MAYGRIER et HALLER. — A propos d'un cas de môle hydatiforme. *Bull. Soc. d'obst.,* Paris, 1910, XIII.

LORIOT. — Contribution à l'étude des rapports entre la dégénérescence kystique lutéinique des ovaires et la môle hydatiforme. *Th. Montpellier,* 1921.

MARCHAND. — Ueber den Bau der Blasenmole. *Zeitchr. f. Geb. und Gynec.,* XXXII, 1895.

MENU. — Môle vésiculaire tumeur maligne. *Th. Paris,* 1899.

MIGLIARESSI. — Contribution à l'étude de la dégénérescence kystique des villosités choriales. *Th. Paris,* 1893-1894.

NATTAN-LARRIER et BRINDEAU. — Nature de la môle hydatiforme. *Rev. de gyn. et chirurg. abdominale,* avril 1908, XII.

NEUMANN. — Contribution à l'étude de la môle hydatiforme et du déciduome mâlin. *Monatschr. f. geb. und Gyn.,* juillet 1897.

NORDENTOFT. — Un cas de môle hydatiforme avec évolution de l'ovaire. *Ugeskrift for Loegen,* 1918, n° 52, p. 2139.

OUI. — Môle vésiculaire et kystes des ovaires. *Bulletin Société obst. et gynec.,* Paris, n° 6, juin 1914.

OUVRY. — Etude de la môle hydatiforme. *Th. Paris,* 1896-1897.

PAZZI. — Vesicole molari iniziali e nueva orientazione della teoria pathogenica della mola et del corio-epitelioma. *Folia gynecologia,* Pavie, 1908, I.

PENKERT. — Contribution à l'étude des corrélations entre la môle hydatiforme et les altérations kystiques des ovaires (latein pseudo-kystome). *Wirchows Archiv. f. pathol. anotom.,* CCXXIX, fasc. 1-2, p. 113, 1920.

PITHAY (de Prague). — Les tumeurs du placenta. *Ann. de gyn.,* t. III, 1906, p. 232, 269, 360.

PLANCHU. — Un cas de môle hydatiforme des trois premiers mois de la grossesse. *Lyon médical,* 1914, CXXIII.

POTOCKI. — Môle hydatiforme et kystes lutéiniques de l'o-vaire. *Soc. d'obs. et gynec.,* Paris, 12, juill. 1920.

POUGET. — Lésions kystiques des ovaires au cours de la môle hydatiforme. *Th. de Toulouse,* 1912.

ROUBAUDI. — Contribution à l'étude de la môle hydatiforme. *Th. Montpellier,* 1900-1901.

ROUX et MILHAUD. — A propos de la pathogénie de la môle hydatiforme; môle et lésions ovariennes. *Gaz. des hôpit.,* 1922, n° 7.

SANTI. — Mola vesicolare. *Ginecologia,* 1909, p. 304.

SAUVAGE. — Môle vésiculaire dans l'utérus. *Ann. de gynéc. et obstétr.,* avril 1913, p. 193.

SCHWAB. — De la môle hydatiforme. *L'Obstétrique,* 1898.

TERRADES. — Notes cliniques sur la môle hydatiforme. *Revista espagnole de gynéc. et obstetrica.*

THOMAS. — Tumeurs de l'ovaire et môle hydatiforme. *Th. de Lille,* 1920.

VIANA. — Mola infiltrante con albuminúria et degenerazina astica delle ovarie. *Gynecologia,* 1911, VIII, p. 33.

WALLART. — Altérations de l'ovaire dans la môle hydatiforme et dans les grossesses normales. *Zeitschr. f. Geb. und Gynec.,* LIII, 1904.

WEYMEERSCH. — Môle tubaire. *Bull. belge de gynecol. et obstétr.,* XXIV, p. 28.

WEINBERG. — Hydatid mole. Its relation to chorion epithelioma and cystic degenaration of the ovaries. *Americ. journ. of obst. and diseas. of women and children,* 1911, p. 419.

SERMENT

En présence des Maîtres de cette Ecole, de mes chers condisciples et devant l'effigie d'Hippocrate, je promets et je jure, au nom de l'Etre suprême, d'être fidèle aux lois de l'honneur et de la probité dans l'exercice de la Médecine. Je donnerai mes soins gratuits à l'indigent, et n'exigerai jamais un salaire au-dessus de mon travail. Admis dans l'intérieur des maisons, mes yeux ne verront pas ce qui s'y passe; ma langue taira les secrets qui me seront confiés, et mon état ne servira pas à corrompre les mœurs ni à favoriser le crime. Respectueux et reconnaissant envers mes Maîtres, je rendrai à leurs enfants l'instruction que j'ai reçue de leurs pères.

Que les hommes m'accordent leur estime si je suis fidèle à mes promesses! Que je sois couvert d'opprobre et méprisé de mes confrères si j'y manque!